Martin Storr, médico
La guía FODMAP

Prefacio

Molestias digestivas tales como acidez estomacal, flatulencia, dolores y calambres de vientre o diarrea están a la orden del día y van cada vez más en aumento.

Uno de los principales factores que inciden en ello, está relacionado con la alimentación moderna.

Nuestra dieta cotidiana ha cambiado sustancialmente y esta situación pone a nuestro aparato digestivo en un verdadero desafío. Una simple manzana o un vaso de zumo de manzana pueden ser alimentos muy saludables pero al mismo tiempo, ocasionar molestias digestivas.

La alimentación actual está compuesta de muchos productos y componentes que favorecen al padecimiento de problemas gastrointestinales.

El término FODMAP es una sigla en inglés, derivado de los términos "fermentable oligosaccharides, disaccharides, monosaccharides and polyols", que en español significa oligosacáridos, disacáridos, monosacáridos y polioles fermentables.

Dicho en forma sencilla, los FODMAP son carbohidratos de cadena corta y alcoholes relacionados, los cuales se encuentran en nuestra alimentación diaria y que son responsables de muchos de los trastornos digestivos. Es decir, cuanto más de estas sustancias consumimos, más dolencias padecemos.

Es por ello que a través de la disminución en la cantidad de FODMAP presentes en nuestra dieta diaria, se podrá reducir y hasta incluso evitar los problemas digestivos.

A tal efecto, es necesario conocer en qué alimentos hay alta o baja cantidad de FODMAP.

En este libro usted encontrará un listado con más de 500 alimentos y aditivos alimentarios altos o bajos en FODMAP y así servir de guía indispensable para llevar una alimentación reducida en FODMAP.

Múnich, Septiembre 2020
Martin Storr
fodmapnavigator@gmail.com

La guía FODMAP

Listado analítico con más de 500 alimentos y aditivos alimentarios de la dieta baja en FODMAP

Contenido

Los principios del concepto FODMAP

1) El término FODMAP es una sigla derivada del inglés que significa oligosacáridos, disacáridos, monosacáridos y polioles fermentables. Dicho de manera simple son carbohidratos de cadena corta y alcoholes relacionados.

2) Los FODMAP están presentes en la alimentación de todos los días.

3) Los FODMAP no sólo ocasionan molestias digestivas, sino que pueden empeorarlas.

4) Si reducimos la cantidad de FODMAP en nuestra dieta los síntomas digestivos mejoran y también hasta pueden desaparecer.

5) Para llevar una reducida en FODMAP es necesario conocer la cantidad de FODMAPs presentes en los alimentos y aditivos alimentarios.

6) Con la ayuda del listado de alimentos y aditivos alimentarios, se puede saber si los mismos son altos o bajos en FODMAP.

7) El objetivo no es hacer una dieta libre de FODMAP, sino llevar una alimentación reducida en los mismos para controlar los trastornos digestivos.

Hacer la dieta baja en FODMAP

En principio, existen dos alternativas para hacer la dieta baja en FODMAP.

Usted puede:

1) Llevar una dieta baja en FODMAP en forma sostenida en el tiempo.

o bien,

2) Hacer una dieta muy reducida en FODMAP durante cuatro a seis semanas, experimentando en forma individual, qué alimentos le provocan más molestias.

Ambas variantes requerirán la lectura y comprensión de esta guía sobre los principios y fundamentos de esta dieta FODMAP.

La alternativa 1 es la más fácil. Luego de informarse correctamente sobre la dieta, usted mismo puede llevarla a cabo.

La alternativa 2, si bien puede ser más laboriosa, es en comparación más exitosa. Por esta razón, además de consultar la guía, usted necesitará la supervisión de un médico o especialista en nutrición.

Con las dos variantes es importante saber que no siempre se puede lograr que no aparezcan más molestias digestivas, ya que existen ciertas intolerancias alimentarias que son propias de cada individuo en particular.

Asimismo en estos casos individuales, el asesoramiento y evaluación de un médico o también de un especialista en nutrición pueden ser de gran ayuda.

Sea realista!

Una dieta baja en FODMAP es una herramienta importante para reducir y también evitar los trastornos digestivos.

Pero es necesario aceptar, que ni siquiera la mejor dieta en ciertas ocasiones, puede hacer milagros. Algunas veces pueden aparecer malestares menores, pero quizá no tan intensos como antes. Ese es objetivo de esta dieta y por eso es importante tener expectativas reales. Si esto ocurre, usted se sentirá satisfecho con sus logros y no se decepcionará si alguna vez, no se siente bien.

También es importante remarcar que, independientemente de la cantidad de FODMAP que tenga un alimento o aditivo consumido, existen ciertas intolerancias propias de cada persona en particular.

A menudo resulta difícil reconocerlas, ya que en algunos casos estas intolerancias se presentan se presentan en forma evidente y rápida tras la ingesta de determinado alimento. Entonces solo basta con reducir o evitar la nueva ingesta del alimento que no le cayó bien, para sentir una mejoría.

Pero también ocurre que hay ciertas intolerancias difícil de detectar.

Esto ocurre porque a veces, algunos alimentos una vez que son ingeridos, luego de un par de horas pasan al intestino grueso y allí pueden permanecer entre dos y hasta tres días. Mientras tanto usted ya puede sentir flatulencia y malestar estomacal, debido a un alimento que fue ingerido hace dos o tres días.

Es así que en ocasiones, se torna muy difícil reconocer cuál fue el alimento que provocódicho malestar digestivo.

Para hacer la transición hacia una dieta baja en FODMAP, es importante comprender las reglas

Para algunos alimentos, como por ejemplo el agua, el reconocimiento es fácil. El agua es naturalmente baja en FODMAP, mejor dicho es libre de FODMAP.

Por el contrario, la miel de abejas es un producto alto en FODMAP.

Para muchos de los alimentos, no resulta tan fácil de distinguir y puede haber confusiones. Por ejemplo en el caso de los frutos secos, ya que mientras una pequeña porción es aceptable y la cantidad presente de FODMAP es tolerable, una gran porción del mismo alimento no se digiere bien.

Ante estas situaciones se hace imprescindible consultar la tabla de evaluación presente en este libro. Es preferible consumir los alimentos en forma equilibrada y variada, en particular teniendo en cuenta los alimentos con bajo contenido en FODMAP. De esta manera le resultará más fácil alcanzar el éxito en el tratamiento.

La dieta baja en FODMAP existe gracias a usted

La dieta baja en FODMAP es una dieta muy novedosa y existe gracias a que los consumidores comparten sus experiencias, además de recetas nuevas, consejos, dudas y consultas sobre productos todavía no evaluados.
También brindan su opinión sobre aquellos productos que están equivocadamente clasificados.

Con este propósito es que fue creado el blog FODMAP, al cual usted puede acceder fácilmente en internet.
Si desea mandar comentarios y/o sugerencias puede hacerlo, enviando un correo electrónico a
fodmapnavigator@gmail.com.

La dieta baja en FODMAP funciona muy bien y es adecuada para muchas personas, pero no para todas.
Diversos estudios clínicos han demostrado que aproximadamente el 80 por ciento de las personas testeadas que hacen la dieta baja en FODMAP le sacan provecho y obtienen mejoría de sus malestares digestivos.
Esto significa que 4 de cada 5 personas se benefician con esta dieta, pero lamentablemente demuestra que 1 de cada 5 no mejora.

Información útil y novedades

El contenido de FODMAP en los productos panificados varía según el proceso de elaboración.
Los panes cuya masa tuvo poco tiempo de levado, tienen más contenido de FODMAP contrariamente a aquéllos panificados que pasaron por un proceso de fermentación mayor.
Por este motivo, es importante consultar a su panadero de confianza acerca del proceso de elaboración de sus productos.

Los productos panificados de fabricación industrial llevan proceso de levado más corto.
En este rubro se encuentran los panes que se venden en locales comerciales de cadenas de panaderías y también en supermercados, en donde los panificados se hornean en el momento de forma automática.

Es sabido que los panes que no son frescos, es decir horneados el día anterior, tienen una cantidad menor de FODMAP, que aquéllos que son horneados y consumidos en el día.

Por otra parte, los productos en conserva en lata o vidrio almacenan FODMAP en el líquido conservante.

En la dieta reducida en FODMAP no hay carencias nutricionales ni efectos secundarios.

La dieta baja en FODMAP consiste en un proceso de aprendizaje, en el cual usted reconoce aquellos alimentos que le producen molestias y aquéllos que no.
La lista de por sí sola no conduce al éxito, si ésta no se pone en práctica. Esto significa que el objetivo acá, es que usted pueda detectar qué alimentos consumir en mayor, menor cantidad, o quizá evitarlos.

Es importante saber que quien es muy estricto con esta dieta, corre el riesgo de abandonarla antes y cansarse. Al contrario de quien es más flexible, tiene más posibilidades de alcanzar el éxito y mantener la dieta a lo largo del tiempo.

Los alimentos pobres en FODMAP tienen menos fibra. Por eso es importante corroborar el consumo de fibra y que su aporte sea suficiente. Algunas fuentes de fibra son los copos de avena, patatas, panes sin gluten, quinoa, fideos de maíz y/o de arroz integral y muchos otros.

Frutas con alto contenido de FODMAP, que deberían ser evitadas

Albaricoque, damasco
Aguacate, palta
Boysenberry
Caqui
Caqui persimone
Caqui Sharon
Cereza
Ciruela presidente
Dátil
Frutas desecadas
Grosella espinosa
Guayaba
Granada
Grosella
Grosella josta
Higo
Lichi
Longan (ojo de dragón)
Mango
Manzana
Membrillo
Mirabelle
Pera
Pera nashi
Pelón
Melocotón
Rambután
Sandía
Tamarillo, tomate de árbol
Zarzamora, mora

Verduras con alto contenido en FODMAP, que deberían ser evitadas

Achicoria roja
Ajo
Alcaucil
Apio (bulbo)
Apio nabo
Arvejas
Calabaza, zapallo (> 200 gr.)
Cebolla
Cebolla de verdeo (parte blanca)
Chalote
Col de Milán
Coliflor
Diente de león
Edamame
Endivia
Espárrago
Frijol de soja
Frijoles, judías
Garbanzo (más de 15 unidades)
Hongo
Lenteja
Maíz dulce
Pimiento (verde)
Puerro (parte blanca)
Remolacha
Repollo colorado
Repollo
Salsifí negro
Tirabeque
Topinambur

Cereales/sustitutos de cereal con alto contenido de FODMAP, que deberían ser evitados

Cebada
Centeno
Trigo
Triticale (trigo y centeno)

Bulgur, trigo burgol
Cerealien (mezcla de cereales, frutas desecadas, miel)
Cuscús (trigo)
Fideos Somen (fideos japoneses de trigo)
Fideos Udon (fideos japoneses de trigo)
Harina de garbanzo
Harina de lupino
Harina de soja (> 100 gr.)
Harina de trigo Khorasan (Kamut)
Muesli (cereales, frutas desecadas)
Ñoquis (trigo)
Pan (cebada/centeno/trigo)
Pan de muesli (cereales, fructosa, frutas desecadas)
Pan dietético Fitnessbrot (cereales/ fructosa/frutas desecadas)
Pasteles (con harina de trigo)
Productos panificados (cereales)
Sémola (trigo)
Sémola de trigo duro
Fideos (sémola de trigo)
Fideos Mie (fideos asiáticos de trigo)
Fideos Ramen (fideos japoneses de trigo)
Tortilla (trigo)

Productos lácteos/sustitutos con alto contenido de FODMAP, que deberían ser evitados

Arroz con leche
Ayran
Chocolate blanco
Chocolate con leche
Crema de nougat
Flan, crema catalana
Kefir
Lassi
Leche (vaca, oveja, cabra, burra)
Leche agria, leche cuajada
Leche de avena
Leche de oveja
Leche de soja
Leche de vaca
Leche en polvo
Mazada
Nata
Nata agria
Nata en polvo para café
Nata montada
Nata para café
Queso azul (Roquefort)
Queso Cottage
Queso fundido
Queso Obatzda
Queso Mascarpone
Queso para fondue
Queso para untar
Queso Quark
Queso vacuno
Requesón
Requesón Cottage
Ricotta
Suero vacuno

Suero vacuno en polvo
Tzatziki
Yogur, 1,5% de grasa
Yogur, 3,5% de grasa
Yogur con nata
Yogur de soja

Azúcar y endulzantes con alto contenido de FODMAP, que deberían ser evitados

Azúcar de pera
Azúcar invertido (invertasa, E1103)
Azúcar Yacón
Eritritol (erythrit), E968
Fructosa (Azúcar de frutas)
Isomaltol (isomalt), E953
Jarabe concentrado de pera
Jarabe de agave
Jarabe de fructosa
Jarabe de glucosa y fructosa(JGF)
Jarabe de maíz
Jarabe de maíz de alta fructosa (JMAF)
Glicerol, E422
Lactitol (lactit), E966
Lactosa (azúcar de leche)
Maltitol (maltit), E965
Manitol (mannit), E421
Miel de abeja
Sucedáneos del azúcar (con terminación en −ol)
Sorbitol (sorbit), E420
Xilitol (xylit), E967

Otros alimentos con alto contenido de FODMAP, que deberían ser evitados

Aderezo para ensalada (elaborado)
Caldo en polvo
Chips de soja
Chucrut
Compota de manzana
Concentrados de fruta
Crema inglesa (Custard)
Extracto de tomate
Frutas en conserva
Hamburguesa de soja
Ketchup
Quorn (microproteína de hongo)
Salsa agridulce
Salsa Chutney
Salsa Curry
Salsas elaboradas
Salsa para barbacoa
Sopas en polvo
Tofu seda
Zumos concentrados de fruta

Bebidas con alto contenido de FODMAP, que deberían ser evitadas

Café de achicoria
Café de cereales
Café de malta
Limonada (endulzantes JMAF)
Té Chai (fuerte)
Té de algarroba (> 2 cucharitas de té)
Té de frutas (fuerte)
Té de hierbas (fuerte)
Té de hinojo
Té de manzanilla
Té Oolong
Sustitutos de café
Zumo ACE
Zumo de frutas (> 125 ml)
Zumo de manzana
Zumo de naranja
Zumo de pera
Zumo multivitamínico

Bebidas alcohólicas con alto contenido de FODMAP, que deberían ser evitadas

Cerveza (más de un vaso)
Jerez
Licor
Oporto
Ron
Vino (semiseco, dulce)
Vino espumante (semiseco, dulce)
Vino generoso

Frutos secos y semillas con alto contenido de FODMAP, que deberían ser evitados

Frutos secos > 15 unidades
Pistachos
Semillas > 15 gramos

Aditivos alimentarios y probióticos con alto contenido de FODMAP, que deberían ser evitados

Estaquiosa
Inulina
Lactulosa
Polidextrosa, E1200
Rafinosa

Condimentos con alto contenido de FODMAP, que deberían ser evitados

Rábano picante
Wasabi

Alimentos de origen animal con alto contenido de FODMAP, que deberían ser evitados

Pescados en conserva (fructosa, cebolla)
Salchicha (lactosa, cebolla, verdura)

Frutas con bajo contenido de FODMAP

Anana
Arándano
Arándano rojo
Banana
Coco
Cranberry
Escaramujo
Frambuesa
Fresa, frutilla
Fruta de Durian
Fruta de estrella (Carambola)
Higo de cactus
Jackfruit
Kiwi
Lima
Limón
Mandarina
Mandarina clementina
Maracujá (fruta de la pasión)
Maroni
Melón Cantaloupe
Melón Galia
Melón rayado
Melón rocío de miel
Minneola
Mora Loganberry
Naranja
Oroblanco
Pampelmuse (pomelo chino)
Papaya
Pawpaw, banana de la India
Pitaya
Pomelo
Quinoto
Ruibarbo
Tangelo

Tangerina
Toronja
Uva

Verduras con bajo contenido de FODMAP

Aceitunas
Acelga
Alfalfa
Alga Nori
Apio (tallo)
Banano
Batata, boniato
Berenjena
Berro de agua
Berro hortelano
Brotes de bambú
Brotes de frijol
Broccoli (< 200 gr.)
Brotes de frijol mung
Brotes de soja
Calabaza Butternut (< 200gr.)
Calabaza, Hokkaido, zapallo-, calabaza espagueti
Canónigo
Castaña de agua
Cebolla de verdeo (parte verde)
Cebollín, cibouletto
Chauchas, judías verdes
Col blanca (< 200 gr.)
Col de Bruselas (< 200 gr.)
Col de China
Colinabo
Colirrábano
Espinaca
Garbanzo (menos de 15 unidades)

Guindilla
Hinojo
Hoja de endivia
Jengibre
Kale
Lechuga escarola
Lechuga iceberg
Lechuga mantecosa
Lechuga romana
Maíz, choclo (< 200 gr.)
Mandioca
Ñame
Pak Choi, col asiática
Pastinaca
Patata
Peperoni
Pepino
Perejil
Pimiento (amarillo, rojo)
Puerro (parte verde)
Quimbombo
Rabanito
Rábano
Remolacha
Rúcula
Taro
Tomate
Tomate cocktail
Zanahoria
Zanahoria (amarilla, naranja)
Zucchini

Cereales/sustitutos de cereal con bajo contenido de FODMAP

Amaranto
Arroz
Arrurruz
Avena
Cereal sin gluten
Copos de avena
Copos de espelta
Espelta
Fécula
Fécula de arroz
Fécula de maíz
Fécula de papa (harina de papa)
Fécula de trigo
Harina de arroz
Harina de maíz
Maíz
Mijo
Mijo enano
Muesli (sin trigo, ni frutas desecadas)
Polenta
Quinoa
Sago
Salvado de avena
Semillas de chía
Semilla de lino
Semillas de psilio
Sémola de maíz
Sorgo
Tapioca
Teff
Trigo sarraceno

Mezcla de harina sin gluten
Pan sin gluten

Productos panificados sin gluten

Fideos celofán (fideos chinos de arroz)
Fideos de arroz
Fideos de maíz
Fideos de trigo sarraceno
Fideos sin gluten
Fideos Soba (fideos japoneses de trigo sarraceno)

Arroz inflado
Cereales para el desayuno (maíz, arroz, avena)
Chips de arroz
Chips de maíz (porción pequeña)
Cornflakes (porción pequeña)
Crackers de arroz
Galletas de arroz
Galletas de espelta
Galletas de maíz
Maíz inflado
Nachos (maíz)
Palomitas de maíz
Papas fritas (porción pequeña)
Tacos (maíz)
Tortilla (maíz)

Es importante chequear en el listado que los ingredientes de los productos libres de gluten no contengan ingredientes con alto contenido de FODMAP; como por ejemplo sustitutos del azúcar, frutas o concentrados de frutas.
Además es aconsejable que la porción de harina de soja en los productos sin gluten no supere el 25 por ciento.

Productos lácteos y sustitutos con bajo contenido de FODMAP

Agua de coco (< 150 ml)
Helados, postres helados (sorbetes de frutas o sin lactosa)
Kefir, sin lactosa
Leche, sin lactosa
Leche de almendras
Leche de arroz
Leche de cáñamo
Leche de coco (< 150 ml)
Leche de quinoa
Leche de soja, de proteína de soja
Mantequilla
Mantequilla clarificada
Margarina
Nata, sin lactosa
Proteína de leche, caseína
Proteína de suero vacuno
Queso Quark, sin lactosa
Sorbetes de frutas (chequear listado de frutas)
Suero de mantequilla sin lactosa
Yogur, sin lactosa

Quesos con bajo contenido de FODMAP

Queso Brie
Queso Camembert
Queso Cheddar
Queso Chester
Queso cremoso
Queso duro
Queso Edam
Queso Emmental
Queso Feta
Queso Gorgonzola
Queso Gouda
Queso Halloumi
Queso Harz
Queso Havarti
Queso maduro
Queso montañés
Queso Mozzarella
Queso Parmesano
Queso Pecorino
Queso Raclette
Queso Tilsit

Azúcares y endulzantes con bajo contenido de FODMAP

Acesulfamo, E950
Aspartamo, E951
Aspartamo-Acesulfame, E962
Azúcar de caña (sacarosa)
Azúcar de palma
Azúcar de flor de coco
Azúcar impalpable
Azúcar moreno
Azúcar refinado (azúcar de mesa, sacarosa)
Ciclamato de sodio, E952
Dextrosa
Glucosa
Jarabe de arce
Jarabe de arroz
Jarabe de azúcar
Jarabe de azúcar de remolacha
Melaza
Neohesperidina, E959
Neotamo, E961
Sacarina, E954
Sacarosa (Azúcar refinado)
Stevia, E960
Sucralosa, E955
Taumatina, E957

Alimentos de origen animal con bajo contenido de FODMAP

Carne de ave de corral
Carne de cerdo
Carne de cordero
Carne de gallina
Carne de pavo, pavita
Carne de vaca, ternera
Frutos de mar
Huevos
Jamón
Manteca de cerdo
Manteca de ganso
Manteca de pato
Pescado
Tocino

Otros alimentos con bajo contenido de FODMAP

Aceite de ajo
Aceite de coco
Aceite de colza
Aceite de oliva
Aceite de soja
Aceite vegetal
Cacao
Chocolate
Crema de coco
Gelatina (chequear listado de frutas)
Levadura de cerveza
Mantequilla de maní
Mayonesa (menos de 3 cucharadas)
Mermelada
Miso
Mostaza
Proteína de soja
Sal
Salsa de ostras
Salsa de pescado
Salsa de soja
Salsa Worcestershire
Tahini (menos de 3 cucharadas)
Tempeh
Tofu, duro, tofu chino
Tomate en conserva
Vinagre

Bebidas con bajo contenido de FODMAP

Agua
Agua aromatizada
Agua mineral
Bebidas espirituosas, excepto ron
Café (café de grano tostado)
Gaseosas, sin endulzantes
Kombucha
Té blanco, liviano
Té Chai, liviano
Té de algarroba (< 1 cucharadita de té)
Té de burbujas (Bubble Tea)
Té de diente de león, liviano
Té de frutas, liviano
Té de hierbas, liviano
Té de menta
Té negro, liviano
Té rooibos,
Té verde
Zumo de cranberry
Zumo de limón
Zumo de zanahorias

Bebidas alcohólicas con bajo contenido de FODMAP

Cerveza (hasta un vaso)
Gin
Vino (seco)
Vodka
Whisky

Condimentos/hierbas con bajo contenido de FODMAP

Chili
Citronella
Especias, deshidratadas o frescas
Hierbas, deshidratadas o frescas
Menta
Tamarindo (dátil de la India)

Frutos secos/semillas con bajo contenido de FODMAP

Menos de 15 unidades respectivamente:
Almendras
Avellanas
Nueces

Hasta 15 gramos respectivamente:
Cacahuetes
Nueces de Brasil
Piñones
Semillas de amapola
Semillas de calabaza, zapallo
Semillas de girasol
Sésamo

Aditivos alimenticios con bajo contenido de FODMAP

Agar Agar, E406
Agente gelificante, E400-E495
Almidones modificados, E1404-E1451
Antiaglomerantes, E500-E585
Antioxidantes, reguladores de acidez, E300-E392
Bicarbonato de sodio
Carbonato de sodio, E500
Carboximetilcelulosa (CMC), E466
Carragenano, E407
Ceras, E900-E914
Colorantes alimentarios, E100-E180
Conservantes, E200-E297 y E1105
Emulsionantes, E322 y E400-E 495
Espesante para nata
Espesantes, E400-E495
Estabilizadores, E400-E495
Ethimetilcelulosa, E465
Gases, E938-E949
Gelatina, E441
Goma de garrofin, E410
Goma de guar, E412
Goma de tragacanto, E413
Goma xántica, E415
Pectina, E440
Polvo de hornear
Reguladores de la acidez, E500-E585
Resaltadores de sabor, E620-650

Aceite de ajo	bajo
Aceite de coco	bajo
Aceite de colza	bajo
Aceite de oliva	bajo
Aceite de soja	bajo
Aceite vegetal	bajo
Aceitunas	bajo
Acelga	bajo
Acesulfam, E950	bajo
Achicoria roja	alto
Aderezo para ensalada (producto elaborado)	alto
Agentes gelificantes, E400-E495	bajo
Agua	bajo
Agua aromatizada	bajo
Agua de coco (< 150 ml)	bajo
Agua mineral	bajo
Aguacate	alto
Ajo	alto
Albaricoque	alto
Alcachofa	alto
Alfalfa	bajo
Alga nori	bajo
Almendras (menos de 15 unidades)	bajo
Almidones modificados, E1404-E1451	bajo
Amapola (menos de 15 gr.)	bajo
Amaranto	bajo
Anacardo	alto
Anana	bajo
Antiaglomerantes, E500-E585	bajo
Antioxidantes, E300-E392	bajo
Apio (bulbo)	alto
Apio (tallo joven)	bajo

Apio nabo	alto
Arándano	bajo
Arándano rojo	bajo
Arroz	bajo
Arroz con leche	alto
Arroz inflado	bajo
Arrurruz	bajo
Arveja	alto
Aspartamo, E951	bajo
Aspartamo-Acesulfamo, E962	bajo
Avellana (menos de 15 unidades)	bajo
Avena	bajo
Ayran	alto
Azúcar de flor de coco	bajo
Azúcar de leche (lactosa)	alto
Azúcar de palma	bajo
Azúcar de pera	alto
Azúcar en polvo	bajo
Azúcar moreno	bajo
Azúcar refinado (sacarosa)	bajo
Azúcar sin refinar (sacarosa)	bajo
Azúcar Yacon	alto
Banana	bajo
Banano	bajo
Bebidas espirituosas, excepto ron	bajo
Berenjena	bajo
Berro de agua	bajo
Berro hortelano	bajo
Boniato	bajo
Boysenberry	alto
Broccoli (< 200 gr.)	bajo
Brotes de bambú	bajo
Brotes de frijol mung	bajo
Brotes de frijoles	bajo
Brotes de soja	bajo
Cacahuetes (menos de 15 gr.)	bajo

Cacao	bajo
Café (granos de café)	bajo
Café de achicoria	alto
Cafe de grano	alto
Café de malta	alto
Calabaza Butternut (< 200g)	bajo
Calabaza Butternut (> 200g)	alto
Calabaza, Hokkaido, zapallo, calabaza espagueti	bajo
Caldo en polvo	alto
Canónigo	bajo
Caqui	alto
Carne de ave de corral	bajo
Carne de cerdo	bajo
Carne de cordero	bajo
Carne de gallina	bajo
Carne de pavo	bajo
Carne de ternera	bajo
Castaña de agua	bajo
Cebada	alto
Cebolla	alto
Cebolla de verdeo (parte blanca)	alto
Cebolla de verdeo (parte verde)	bajo
Cebollín	bajo
Centeno	alto
Ceras, E900-E914	bajo
Cereales (cereal, fruta desecada, miel)	alto
Cereales (maíz, arroz, avena)	bajo
Cereza	bajo
Cerveza (más de 1 vaso)	alto
Cerveza (hasta 1 vaso)	bajo
Chalote (parte blanca)	alto
Chalote (parte verde)	bajo
Chauchas, judías verdes	bajo
Chili	bajo
Chips de arroz	bajo
Chips de maíz (porción pequeña)	bajo

Chips de soja	alto
Chocolate amargo	bajo
Chocolate blanco	alto
Chocolate con leche	alto
Chucrut	alto
Ciclamato de sodio, E952	bajo
Ciruela	alto
Ciruela presidente	alto
Citronella	bajo
Clementina	bajo
Coco	bajo
Col asiática (Pak Choi)	bajo
Col blanca (< 200 gr.)	bajo
Col de Bruselas (< 200 gr.)	bajo
Col de China	bajo
Col de Milán	alto
Col, repollo	alto
Coliflor	alto
Colinabo	bajo
Colirrábano	bajo
Colorantes alimentarios, E100-E180	bajo
Compota de manzana	alto
Concentrado de frutas	alto
Concentrado de tomate	alto
Condimentos, deshidratados o frescos	bajo
Conservantes, E200-E297	bajo
Copos de avena	bajo
Copos de espelta	bajo
Cornflakes (porción pequeña)	bajo
Cracker de arroz	bajo
Cranberry	bajo
Crema agria	alto
Crema de coco	bajo
Crema de nougat	alto
Crema inglesa (Custard)	alto
Cubitos de caldo	alto

Cuscús	alto
Dátil	alto
Dextrosa (glucosa)	bajo
Diente de león	alto
Emulsionantes, E400-E495	bajo
Endivia	bajo
Eritritol (Erythrit), E968	alto
Escaramujo	bajo
Espárrago	alto
Espelta	bajo
Espesantes, E400-E495	bajo
Espinaca	bajo
Estabilizadores, E400-495	bajo
Estaquiosa	alto
Fécula	bajo
Fécula de arroz	bajo
Fécula de maíz	bajo
Fécula de patata (harina de patatas)	bajo
Fécula de trigo	bajo
Fideos (cereal, sémola)	alto
Fideos celofán (fideos chinos sin gluten)	bajo
Fideos de arroz	bajo
Fideos de harina de maíz	bajo
Fideos de trigo sarraceno	bajo
Fideos Mie (fideos asiáticos de trigo)	alto
Fideos Ramen (fideos japoneses de trigol)	alto
Fideos sin gluten	bajo
Fideos Soba (fideos japoneses de trigo sarraceno)	bajo
Fideos Somen (fideos japoneses de trigo)	alto
Fideos Udon (fideos japoneses de trigo)	alto
Flan, crema catalana	alto
Frambuesa	bajo
Fresa	bajo
Frijol de soja	alto
Fructosa	alto
Fruta de Durian	bajo

Fruta de estrella (carambola)	bajo
Fruta de la pasión (Maracuyá)	bajo
Frutas desecadas	alto
Frutas en conserva	alto
Frutos de mar	bajo
Frutos secos > 15 unidades	alto
Galleta de arroz	bajo
Galletas de espelta	bajo
Galletas de maíz	bajo
Garbanzo (menos de 15 unidades)	bajo
Gaseosa (Endulzantes JMAF)	alto
Gaseosas, sin endulzantes	bajo
Gases (argón, nitrógeno), E938-E949	bajo
Gelatina (chequear las frutas)	bajo
Gin	bajo
Glicerol, E422	alto
Glucosa	bajo
Goma garrofin, E410	bajo
Goma tragacanto, E413	bajo
Granada	alto
Grosella amarilla	alto
Grosella espinosa	alto
Grosella josta	alto
Grosella negra	alto
Grosella roja	alto
Guayaba	alto
Hamburguesa de soja	alto
Harina de arroz	bajo
Harina de arrurruz	bajo
Harina de garbanzos	alto
Harina de lupino	alto
Harina de maíz	bajo
Harina de soja l (> 100 gr.)	alto
Harina de trigo khorasan (Kamut)	alto
Helado (sorbete)	bajo
Helado sorbete, chequear las frutas	bajo

Helado (leche, nata)	alto
Hierbas, deshidratadas o frescas	bajo
Higo	alto
Higo de cactus	bajo
Hinojo	bajo
Hongo	alto
Huevo	bajo
Inulina	alto
Invertasa, E1103	alto
Isomaltol (Isomalt), E953	alto
Jackfruit	bajo
Jamón	bajo
Jarabe de agave	alto
Jarabe de arce	bajo
Jarabe de arroz	bajo
Jarabe de azúcar	bajo
Jarabe de azúcar de pera	alto
Jarabe de azúcar de remolacha	bajo
Jarabe de fructosa	alto
Jarabe de glucosa y fructosa (JGF)	alto
Jarabe de maíz	alto
Jarabe de maíz de alta fructosa (JMAF)	alto
Jengibre	bajo
Jerez	alto
Judías verdes, chauchas	bajo
Judías, frijoles (todos salvo judías verdes)	alto
Kale	bajo
Kefir	alto
Kefir sin lactosa	bajo
Ketchup	alto
Kiwi	bajo
Kombucha	bajo
Lactitol (Lactit), E966	alto
Lactosa (azúcar de leche)	alto
Lactulosa	alto
Lassi	alto

Leche (vaca, oveja, cabra, burra)	alto
Leche agria (leche cuajada)	alto
Leche condensada	alto
Leche de almendras	bajo
Leche de arroz	bajo
Leche de avena	bajo
Leche de cabra	alto
Leche de coco (< 150 ml)	bajo
Leche de proteína de soja	bajo
Leche de quinoa	bajo
Leche de soja, de frijoles de soja	alto
Leche de vaca	alto
Leche en polvo	alto
Leche sin lactosa	bajo
Lechuga	bajo
Lechuga endivia	bajo
Lechuga iceberg	bajo
Lechuga romana	bajo
Lentejas	alto
Levadura de cerveza	bajo
Lichi	alto
Licor	alto
Lima	bajo
Limón	bajo
Longuian	alto
Maíz (< 200 gr.)	bajo
Maíz dulce	alto
Maíz inflado	bajo
Maltitol (Maltit), E965	alto
Mandarina	bajo
Mandioca	bajo
Mango	alto
Manitol (Mannit), E421	alto
Manteca de ave	bajo
Manteca de ganso	bajo
Manteca de pato	bajo

Manteca de cerdo	bajo
Mantequilla	bajo
Mantequilla clarificada	bajo
Mantequilla de cacahuete	bajo
Manzana	alto
Maracujá (Fruta de la pasión)	bajo
Margarina	bajo
Maroni	bajo
Mayonesa (menos de 3 cucharadas)	bajo
Mazada	alto
Mazada sin lactosa	bajo
Melaza	bajo
Melocotón	alto
Melón Cantaloupe	bajo
Melón Galia	bajo
Melón rayado	bajo
Melón rocío de miel	bajo
Membrillo	alto
Menta	bajo
Mermelada	bajo
Mezcla de harinas sin gluten	bajo
Miel	alto
Mijo	bajo
Minneola	bajo
Mirabelle	alto
Miso	bajo
Mora	alto
Mora Loganberry	bajo
Mostaza	bajo
Muesli (cereal, fruta desecada, miel)	alto
Muesli (libre de trigo, sin frutas desecadas)	bajo
Nabo	bajo
Nabo (colinabo)	bajo
Ñame	bajo
Naranja	bajo
Nata	alto

Nata agria	alto
Nata de soja, de frijoles de soja	alto
Nata montada	alto
Nata, sin lactosa	bajo
Neohesperidina, E959	bajo
Neotame, E961	bajo
Ñoquis (trigo)	alto
Nsta liviana para café	alto
Nuez (menos de 15 unidades)	bajo
Nuez de Brasil (menos de 15 gr.)	bajo
Oporto	alto
Oroblanco	bajo
Pak Choi (col asiática)	bajo
Palomitas de maíz	bajo
Pampelmusa (pomelo chino)	bajo
Pan (cebada, centeno, trigo)	alto
Pan de muesli (cereal, fructosa, frutas desecadas)	alto
Pan sin gluten	bajo
Panificados (cereales)	alto
Panificados sin gluten	bajo
Papaya	bajo
Pasteles (con harina de trigo)	alto
Pastinaca	bajo
Patata	bajo
Patatas fritas (porción pequeña)	bajo
Pawpaw	bajo
Pelón	alto
Peperoni	bajo
Pepino	bajo
Pera	alto
Pera Nashi	alto
Perejil	bajo
Persimon	alto
Pescado	bajo
Pescado en conserva (fructosa, cebolla)	alto
Pimiento (amarillo, rojo)	bajo

Pimiento (verde)	alto
Piñones (menos de 15 gr.)	bajo
Pistacho (menos de 15 gr.)	alto
Pitaya (fruta del dragón)	bajo
Polenta (sémola de maíz)	bajo
Polidextrosa, E1200	alto
Polvo lácteo para café	alto
Pomelo	bajo
Postres helados (sorbete frutales o sin lactosa)	bajo
Proteína de la leche, caseína	bajo
Proteína de soja	bajo
Proteína de suero vacuno	bajo
Puerro (parte verde)	bajo
Puerro (parte blanca)	alto
Queso azul	alto
Queso Brie	bajo
Queso Camembert	bajo
Queso Cheddar	bajo
Queso Chester	bajo
Queso cottage	alto
Queso crema	alto
Queso cremoso	bajo
Queso duro	bajo
Queso Edam	bajo
Queso Emmental	bajo
Queso Feta	bajo
Queso Gorgonzola	bajo
Queso Gouda	bajo
Queso Halloumi	bajo
Queso Harzer	bajo
Queso Havarti	bajo
Queso maduro	bajo
Queso Mascarpone	alto
Queso montañés	bajo
Queso Mozzarella	bajo
Queso Obatzda	alto

Queso para fondue	alto
Queso para Raclette	bajo
Queso para untar	alto
Queso Parmesano	bajo
Queso Pecorino	bajo
Queso Tilsit	bajo
Queso untable	alto
Queso vacuno	alto
Quimbombó	bajo
Quinoa	bajo
Quinoto	bajo
Quorn (microproteína de hongo)	alto
Rabanito	bajo
Rábano	bajo
Rábano picante	alto
Rafinosa	alto
Raíz de endivia	alto
Rambután	alto
Reguladores de la acidez E300-E392, E500-E585	bajo
Remolacha	alto
Repollo, col	alto
Requesón	alto
Requesón cottage	alto
Requesón sin lactosa	bajo
Resaltadores de sabor, E620-E650	bajo
Ricotta	alto
Ron	alto
Rúcula	bajo
Ruibarbo	bajo
Sacarina, E954	bajo
Sacarosa (azúcar de mesa)	bajo
Sal	bajo
Salchicha (lactosa, cebolla, verdura)	alto
Salsa agridulce	alto
Salsa barbacoa	alto
Salsa chutney	alto

Salsa curry	alto
Salsa de ostras	bajo
Salsa de pescado	bajo
Salsa de soja	bajo
Salsa Worcestershire	bajo
Salsas elaboradas	alto
Salsifí negro	alto
Salvado de avena	bajo
Sandía	alto
Semillas > 15 gr.	alto
Semillas de calabaza (menos de 15 gr)	bajo
Semillas de chía	bajo
Semillas de girasol (menos de 15 gr.)	bajo
Semillas de lino	bajo
Semillas de psilio	bajo
Sémola de maíz	bajo
Sémola de trigo	alto
Sémola de trigo duro	alto
Sésamo (menos de 15 gr.)	bajo
Sharon (caqui)	alto
Sopa en polvo	alto
Sorbitol (Sorbit), E420	alto
Sorgo	bajo
Stevia, E960	bajo
Sucralosa, E955	Bajo
Suero vacuno	alto
Suero vacuno en polvo	alto
Sustitutos de café	alto
Sustitutos del azúcar (terminados en –ol)	alto
Tacos (maíz)	bajo
Tahini (<3 cucharadas)	bajo
Tamarillo (tomate de árbol)	alto
Tamarindo (dátil de la India)	bajo
Tangelo	bajo
Tangerina	bajo
Tapioca (mandioca)	bajo

Taro	bajo
Taumatina, E957	bajo
Té blanco	bajo
Té Bubble	bajo
Té Chai, fuerte	alto
Té Chai, liviano	bajo
Té de algarroba (< 1 cucharadita de té)	bajo
Té de algarroba (> 2 cucharaditas de té)	alto
Té de diente de león, liviano	bajo
Té de frutas, fuerte	alto
Té de frutas, liviano	bajo
Té de hierbas, fuerte	alto
Té de hierbas, liviano	bajo
Té de hinojo	alto
Té de manzanilla	alto
Té de menta	bajo
Té de rooibos	bajo
Té negro, liviano	bajo
Té Oolong	alto
Té verde	bajo
Teff	bajo
Tempeh	bajo
Tocino	bajo
Tofu, duro, tofu chino	bajo
Tofu, seda	alto
Tomate	bajo
Tomate Cocktail	bajo
Tomate de árbol (Tamarillo)	alto
Tomate en conserva	bajo
Toronja	bajo
Tortilla (maíz)	bajo
Tortilla (trigo)	alto
Tortilla Chips (maíz)	bajo
Trigo	alto
Trigo burgol	alto
Trigo sarraceno	bajo

Triticale	alto
Tupinambo	alto
Tzatziki	alto
Uva	bajo
Vaina de guisantes, chauchas	alto
Vainas de frijol de soja	alto
Vinagre	bajo
Vino espumante (semiseco, dulce)	alto
Vino generoso	alto
Vino (seco)	alto
Vino (semiseco, dulce)	alto
Vodka	bajo
Wasabi	alto
Whisky	bajo
Xilitol (Xylit), E967	alto
Yogur con nata	alto
Yogur de soja, Yofu	alto
Yogur sin lactosa	bajo
Yogur, 1,5% grasa	alto
Yogur, 3,5% grasa	alto
Zanahoria	bajo
Zanahoria	bajo
Zucchini	bajo
Zumo ACE	alto
Zumo de cranberry	bajo
Zumo de frutas (> 125 ml)	alto
Zumo de limón	bajo
Zumo de manzana	alto
Zumo de naranja	alto
Zumo de pera	alto
Zumo de zanahoria	bajo
Zumo multivitamínico	alto

Aditivos alimentarios que han sido evaluados en esta guía, según su contenido de FODMAP

E100-E180	Colorantes alimentarios
E200-E297	Conservantes
E300-E392	Antioxidantes, reguladores de la acidez
E400-E495	Emulsionantes, gelificantes, estabilizantes, espesantes
E406	Agar agar
E407	Carragenano
E410	Goma de algarrobo
E412	Goma de guar
E413	Taraganto
E415	Xanthan
E420	Sorbitol (Sorbit)
E421	Manitol (Mannit)
E422	Glicerol
E440	Pectina
E441	Gelatina
E466	Carboximetilcelulosa de sodio(CMC)
E465	Metiletilcelulosa
E500	Carbonato de sodio
E500-E585	Antiaglomerantes, reguladores de la acidez
E620-E650	Resaltadores de sabor
E900-E914	Ceras
E938-E949	Gases
E950	Acesulfamo
E951	Aspartamo
E952	Ciclamato de sodio
E953	Isomaltol (Isomalt)
E954	Sacarina
E955	Sucralosa
E957	Taumatina
E959	Neohesperidina
E960	Stevia
E961	Neotame

E962	Aspartamo-Acesulfamo
E965	Maltitol (Maltit)
E966	Lactitol (Lactit)
E967	Xilitol (Xylit)
E968	Eritritol (Erythrit)
E1200	Polidextrosa
E1103	Invertasa
E1404-E1451	Almidones modificados

Los aditivos alimentarios de esta guía han sido evaluados, según su contenido de FODMAP. Muchos de estos aditivos aún siguen siendo cuestionados por diversos motivos.

Es por ello que es mejor evitar los productos elaborados industrialmente, los cuales ya de por sí, incluyen en su fabricación estos aditivos alimentarios.

Bibliografía relacionada

En los siguientes libros, usted encontrará excelente información sobre el tema:

Shepherd, S., Gibson, P., Chey, W.: The Complete Low-FODMAP Diet: A Revolutionary Plan for Managing IBS and Other Digestive Disorders. The Experiment Press (2013)

Catsos, P.: IBS: Free at Last! Change Your Carbs, Change Your Life with the FODMAP Elimination Diet. Pond Cove Press (2012)

Storr, M.: The low-FODMAP Compass: The guide to the low-FODMAP diet for People with Irritable Bowel Syndrome (IBS), Wheat Intolerance and Other Digestive Disorders. Zuckschwerdt Publishing (2015)

Storr, M.: The FODMAP Navigator: Low-FODMAP Diet charts with ratings of more than 500 foods, food additives and prebiotics. CreateSpace Independent Publishing (2015)

Shepherd, S.: The Low-FODMAP Diet Cookbook: 150 Simple, Flavorful, Gut-Friendly Recipes to Ease the Symptoms of IBS, Celiac Disease, Crohn's Disease, Ulcerative Colitis, and Other Digestive Disorders. The Experiment Press (2014)

Bolen, B. and Bradlex, K.: The Everything Guide To The Low-Fodmap Diet: A Healthy Plan for Managing IBS and Other Digestive Disorders. Adams Media (2014)

Anderson, M.: All about Low-FODMAP Diet & IBS: A Very Quick Guide. Temescal Press (November 2014)